AF318211

INSTRUCTION

SUR L'USAGE

DU SIROP

TONIQUE ET STIMULANT

De **MILOT**, ex-Pharmacien à Belley.

Demeurant à Paris.

REMÈDE CONTRE LES SUPPRESSIONS, DIMINUTIONS ET RETARDS DE MENSTRUES (ou RÈGLES).

Avec la manière de s'en servir.

PRIX DE
{ la Bouteille.   10   fr.
{ la Demi-Bouteille. .   5   fr.

(... e tirage à deux mille).

Ce Sirop se trouve à Paris, chez M. SEGUIN, Pharmacien, rue Saint-Denis, nᵒ 519, près celle du Caire.

Et dans les Dépôts établis dans les départemens.

1828.

Chaque bouteille est scellée d'un cachet por-
tant l'empreinte des lettres J. M. et de ces mots :
Sirop de MILOT , ex-Pharmacien.

L'étiquette et le Livret qui accompagnent la
bouteille sont signés par l'Auteur.

Nota. Les lettres de demandes doivent être affran-
chies et accompagnées de l'argent.

DU SIROP

TONIQUE ET STIMULANT

de Milon.

Manière de s'en servir.

Dans les diminutions, les retards et les supressions du flux menstruel (ou règles), on prend une cuillerée à bouche de ce sirop, le soir en se couchant, une heure au moins après avoir soupé, et deux cuillerées le matin à jeun. Demi-heure après, on peut boire un bouillon aux herbes ou bien une infusion de mauve, de violettes ou de thé.

Après trois ou quatre jours d'usage, si ces doses ne suffisaient pas pour procurer quelques évacuations utérines, on les augmentera d'une demi-cuillerée le soir et d'une cuillerée le matin. Les personnes douées d'un tampérament fort, robuste, pourront en prendre deux cuillerées le soir et quatre le matin.

Lorsqu'on aura obtenu l'effet désiré, on reviendra à la dose simple d'une cuillerée le soir et deux le matin. Ce traitement doit être continué avec la plus grande exactitude jusqu'à parfaite guérison.

Les personnes qui ne pourront prendre ce sirop tout pur, le délaieront dans une quantité d'eau égale à la dose dont elles font usage.

Dans le commencement du traitement, un ou deux lavemens pris chaque jour, faits avec une décoction de feuilles de mauve, dans le premier seulement, seront délayées deux ou trois cuillerées de ce sirop, aideront puissamment à ramener l'écoulement menstruel. Lorsque l'acrimonie des humeurs sera diminuée et que les matières dures et brûlées seront divisées, il suffira de prendre un lavement tous les deux ou trois

jours où cessera d'entrer le sirop , cependant les malades à qui ils répugnent peuvent se dispenser d'en faire
usage.

En prenant le sirop tonique et stimulant , tous les
autres remèdes dont on fait ordinairement usage , tels
que bains de pieds , grands bains , saignées et sangsues
deviennent inutiles.

RAPPORT *des Commissaires nommés par la Société
de Médecine de Lyon , pour examiner le Sirop
tonique et stimulant composé par M. MILOT.*

D'après le rapport de la commission sur la composition et les propriétés médicales de ce sirop , la
société de médecine de Lyon , dans sa dernière séance ,
a délibéré de la manière suivante.

Le Sirop tonique et stimulant composé par M. Milot,
Pharmacien à Belley, ne présentant dans sa composition
aucune substance capable de produire une autre médication que celle que s'est proposée son auteur , la
société pense que ce sirop peut être employé avec succès
toutes les fois que l'on doit tonifier ou stimuler quelques
uns des grands appareils du corps humain soit idiopathiquement soit simpathiquement. La Société de Médecine a cru devoir encourager M. Milot , et le remercier
de la confiance qu'il lui a témoignée en lui confiant la
recette de son sirop.

Délivré par M. le Secrétaire-général de la Société
de Médecine de Lyon.

Lyon , le 10 janvier 1822.

Signé MONTAIN, D. M. P. ,

Ex-Chirurgien en Chef de la Charité , Professeur de matière médicale.

*Vu par nous , Maire de la Ville de Lyon, pour la légalisation de
la signature de M. le Docteur Montain.*

Lyon , le 11 janvier 1822.

Signé J. F. DIAN , adjoint.

INSTRUCTION

*Sur l'usage du Sirop tonique et stimulant
de* MILOT.

LA découverte d'un remède contre une maladie qui
enlève chaque année à la société un grand nombre de
personnes du sexe, doit exciter le plus grand intérêt
et fixer l'attention des hommes instruits dans l'art de
guérir.

La suppression ou le dérangement du flux menstruel
est une de ces affections qui tourmentent les femmes
à des âges différens; les jeunes personnes, depuis quelques années surtout, y sont fréquemment exposées, les
désordres qui en sont la suite ne se concentrent pas
sur la matrice seule, mais ils s'étendent encore à tous
les organes. De là résulte une complication de maladies
dont le traitement est difficile et même rebelle à tous
les secours de l'art. Aussi le médecin se trouve souvent
forcé d'abandonner les malades aux soins de la nature,
soit parce que les remèdes fatiguent sans procurer
aucun résultat avantageux, soit parce que les malades,
lassés de chercher dans les médicamens des soulage-
mens qu'ils ne peuvent leur procurer se décident à
les abandonner, et se résignent à tous les maux qui
viennent les accabler.

D'après ces considérations, nous avons pensé que
ce serait rendre un véritable service à la société que
de trouver un remède qui pût combattre cette maladie, ainsi que les affections secondaires dont elle se
complique toujours; un remède qui, lorsqu'il ne ra-
mènerait pas le flux des règles bien loin de nuire à
la personne qui en ferait usage, rétablirait, au con-
traire, sa santé délabrée; un remède, enfin, qui fût

agréable à prendre, et qui ne demandât par lui-même aucun régime particulier.

Tous ces avantages se trouvent réunis dans le *Sirop tonique et stimulant* que nous offrons aujourd'hui aux médecins. L'expérience de plusieurs années a démontré qu'il les possédait réellement : l'approbation donnée par la Société de médecine de Lyon, les observations qui suivront, faites par des médecins qui ont justement mérité la confiance publique, ne laissent aucun doute à cet égard.

Examinons quelles sont les causes les plus fréquentes qui produisent la suppression ou le dérangement du flux menstruel. En connaissant ces causes, il deviendra plus facile de les éviter.

A cette époque de la vie, où la jeune fille doit devenir pubère, tous les efforts de la nature sont souvent insuffisans pour établir l'évacuation utérine. Alors les roses de son teint se flétrissent, une pâleur jaunâtre annonce les fatigues qu'elle éprouve ; ses yeux s'enfoncent et s'entourent d'un cercle livide, alors elle a, comme on le dit, *les pâles couleurs.* Un tempérament lymphatique, une constitution rachitique, des forces épuisées par de mauvaises digestions, etc., s'opposent à ce que les règles puissent survenir.

L'inaction ou des exercices trop violens, une mauvaise nourriture, des alimens indigestes, l'impression brusque d'un froid imprévu, des habillemens trop légers, des bains de pied dans une eau froide, une transpiration répercutée, une chute, une frayeur, une impression morale et vive, telles sont les causes qui diminuent ou suppriment l'écoulement des règles.

Si l'on ne se hâte de rappeler cet écoulement, bientôt les goûts se dépravent, le visage pâle devient bouffi ; la peau perd sa fraîcheur, son coloris, et se couvre d'une teinte verdâtre, les chairs sont flasques, et les jambes œdémateuses ; une enflure générale envahit tout le corps ; une sombre mélancolie, une tristesse qu'on ne peut surmonter, le désir de la solitude, ne laissent plus aucun instant de bonheur. Des palpitations de cœur, des douleurs à la tête, dans le dos, aux lombes, aux hanches, une diathèse sorbutique, des fleurs blanches, l'affaiblissement, quelquefois même la perte de la vue, de larges abcès, des hémorragies nasales, l'hémopthysie; le vomissement de sang, le mélœna, des évacuations sanguines insolites par les yeux, par les oreilles, par le doigt indicateur, par des surfaces ulcérées; des oppressions, des maux de cœur, la danse Saint – Guy, la nymphomanie, la manie, l'hystérie, et les maladies de matrice; telles sont les suites de cette maladie, lorsqu'elle est négligée ou mal traitée dès le principe. Les fonctions utérines étant dérangées, les matières fécales deviennent dures et brûlées, les urines sont chargées, acrimonieuses, et cette évacuation est si difficile qu'elle ne se fait souvent que goutte à goutte.

Tous ces symptômes ne se développent que partiellement chez une malade parce qu'il y a autant de tempéramens différens qu'il y a d'individus.

La suppression des lochies qui suivent quelquefois après l'accouchement peut conduire la malade dans la même situation.

Les personnes d'un âge plus avancé et qui éprouvent quelques symptômes avant-coureurs de la cessation de leurs menstrues, et celles dont la suppression est déjà arrivée, éprouvent souvent de violens maux de tête, des douleurs à l'estomac, un abattement, une tristesse, une terreur insolite, un état de stupeur et une irrégularité extrême dans toutes les fonctions.

Quoi qu'il en soit, le principe du mal est identique chez toutes celles qui en sont affectées, même avec des symptômes différens; il existe un désordere dans les fluides qu'il faut réparer.

Dans tous ces cas, *le Sirop tonique et stimulant* que nous présentons est le premier des remèdes qu'on doive opposer à ces maladies meurtrières, c'est le secours le plus puissant qu'on puisse administrer; c'est un moyen qui l'emporte lui seul sur toutes les préparations de fer, de quinquina, et sur les eaux minérales dont ont fait ordinairement usage. Il réalise l'espoir de la malade, et remplit les vœux du médecin plus sûrement que tous les autres emménagogues et apéritifs.

Ce Sirop, préparé par la même main avec un soin scrupuleux, renferment toujours les même principes constituans, produit des résultats sûrs et toujours semblables; mais pour obtenir tous les avantages que ce remède promet, il faut l'administrer régulièrement, et aux doses prescrites ; et il faut persévérer, lors même qu'on éprouverait quelques fatigues telles que des coliques, des frisonnemens dans les cuisses et les jambes, etc.; ce mouvement des humeurs est le signe certain d'une prompte guérison. Un long usage de ce sirop ne peut être nuisible à la santé, puisqu'il n'est composé que de substances salubres et bienfaisantes, et que toute préparation métallique en est sévèrement bannie.

Cure surprenante produite par le Sirop tonique et stimulant de MILOT, dans le courant de mai 1819.

La Demoiselle F..... F.... domiciliée à Lagnieu (département de l'Ain) âgée de vingt ans, éprouva par suite d'une transpiration répercutée, le 15 août 1814, un dérangement dans l'évacuation menstruelle, et tomba aussitôt dans une grande faiblesse. Quoique fortement constituée elle ne put éviter les désordres que cause ordinairement cette maladie : une fièvre presque continuelle survint bientôt. Quelques mois après, elle eut l'imprudence de mettre les pieds dans l'eau froide, à l'époque où elle avait ses règles qui

furent totalement supprimées. De nouveaux dérange-
mens ne tardèrent pas à paraître ; des obstructions sur-
vinrent, la fièvre se montra avec une nouvelle intensité.
Les accidens duraient depuis longtemps , lorsque son
médecin fut appelé; ses lumières me permettent de croire
que dans le traitement , il n'oublia aucun des moyens
que la science indique. Cependant la maladie ne cessa
point de faire des progrès : des coliques , des points de
côté , des douleurs d'estomac et de reins , des lassitudes
dans les bras et dans les jambes , des vomissemens
presque continuels la réduisirent en peu de temps
à la plus grande maigreur , et à une jaunisse très-
prononcée. Elle consulta de nouveau plusieurs médecins de Lyon , qui méritent à juste titre la confiance
publique. Les moyens qu'ils mirent en usage variaient
suivant les périodes de sa maladie , et furent suivis
avec la plus scrupuleuse exactitude; mais il n'en résul-
tait aucun soulagement.

La maladie durait depuis plus de quatre ans , et
changeait souvent de type. Tantôt la malade paraissait
se rétablir , tantôt elle retombait dans le plus grand
abattement; elle était dans un état de souffrance continuel et l'on craignait à chaque instant pour ses jours,
lorsqu'elle consulta un médecin dont la science est gé-
néralement connue. Après avoir examiné scrupuleuse-
ment la malade , il mit en usage les moyens que l'art
indique, mais ils ne produisirent aucune amélioration.
Enfin il conclut que la maladie serait pénible , et que
la mort après quelques mois de souffrance pourrait
seule mettre fin à tant de douleurs.

La malade n'osait plus prétendre au rétablissement
de sa santé, ni même à la prolongation de sa vie,
lorsqu'on l'engagea, au commencement de mars 1819
à faire usage de mon sirop , quoiqu'il ne présente
rien de repoussant, elle ne se détermina néanmoins
que difficilement à en faire usage, tant elle était
dégoûtée par les divers médicamens auxquels elle avait

eu recours. Enfin elle prit ce sirop à la dose ordinaire, qu'elle augmenta progressivement jusqu'à deux cuille-rées le soir et quatre le matin; elle continua cette dose pendant quatre jours. Chaque dose lui procurait plu-sieurs évacuations qui n'étaient qu'un amas considé-rable de matières putréfiées, et mêlées à une quantité prodigieuse de sang qui semblait calciné.

Depuis cette époque les vomissemens ont totalement cessé, tous les viscères qui étaient presque entièrement obstrués ont repris leur état naturel, les fonctions se font avec régularité et sans peine, l'embonpoint est revenu, le rétablissement est complet. L'emploi de six bouteilles de mon sirop a suffi pour rendre à la malade une santé qu'elle n'osait plus espérer.

RAPPORTS ET APPROBATIONS.

A Monsieur Milot, Parmacien à Belley.

M O N S I E U R ,

J'emploie votre *Sirop tonique et stimulant* depuis long-temps et avec succès, avec lui j'ai triomphé constamment des suppressions, diminutions et retards des règles ; je l'emploie indistinctement dans tous ces cas. Je ne lui ai jamais vu produire que de très-bons effets. Mes occupations ne me permettent pas de vous communiquer les observations des heureux résultats retirés de votre précieuse découverte : incessament je ferai connaître les guérisons que je lui dois, des douleurs les plus aiguës et les plus extraordinaires, enfin des maladies les plus rebelles et les plus désespérées.

J'ai l'honneur d'être, etc.

Signé BERNARD , Docteur-Médecin.

Lyon, 21 *Septembre* 1820.

M O N S I E U R ,

J'ai fait l'emploi du *Sirop tonique et stimulant* que vous m'avez envoyé ; il a opéré le même effet chez ces personnes, que chez les deux auxquelles je vous ai conseillé de l'administrer, lors de mon voyage en votre ville. Son succès a été très-prompt : une bouteille a suffi.

D'après mon observation, je crois que votre remède convient particulièrement aux jeunes personnes dont le tempérament est lymphatique ou rachitique ; il produit chez elles un bien général, en fortifiant tout l'individu. Aussitôt que l'occasion se présentera, j'en ferai usage.

J'ai l'honneur d'être, etc.

Signé BERLIOZ , D.-M.

Lyon, le 20 *août* 1821 .

Je soussigné, certifie qu'une fille m'a été amenée par sa mère, pour me consulter sur l'état de sa santé. Malade depuis long-temps, en raison de la suppression de ses règles, elle souffrait continuellement des douleurs intolérables ; je lui ai conseillé un *Sirop tonique et stimulant*, composé par par M. Milot, que l'on m'avait dit avoir été employé avec succès par M. Berlioz, médeein à Lyon. Cette fille en a fait usage avec succès : ses règles ont été rétablies ainsi que sa santé ; elle reprend bon visage, bonnes couleurs et l'embonpoint, ce qui prouve une guérison complète.

Signé GOUX, Médecin en chef de l'Hôtel-Dieu de Belley.

Belley, le 22 octobre 1821.

Vu par Nous Maire de la ville de Belley. pour légalisation de la signature de M. le Docteur Goux.

Signé le Baron de VILLENEUVE.

Belley, le 10 novembre 1821.

MONSIEUR,

Depuis plus de trois ans j'emploie votre *Sirop tonique et stimulant ;* il m'a toujours réussi. Je pourrais citer beaucoup d'observations, mais je me borne à celle qui suit : Mademoiselle B.... était traitée depuis onze mois par un médecin en qui elle avait confiance ; le traitement qu'il faisait suivre à la malade était délayant, tempérant, béchique, etc. Quand je fus appelé, ses règles avaient disparu depuis neuf mois ; elle ne pouvait rien digérer ; les évacuations étaient difficiles, les matières extrêmement dures ; elle urinait goutte à goutte, et éprouvait des chaleurs violentes ; enfin, elle était dans un état de maigreur extrême. Je l'examinai attentivement ; je crus devoir lui faire faire usage de votre Sirop, à la dose seulement d'une cuillerée à bouche, le matin ; quelques jours après, elle en prit deux ; enfin, la dose ordinaire. Trois bouteilles ont suffit pour lui rendre une très-bonne santé.

Le 12 novembre 1821.   *Signé* BRUN, D.-M.

MONSIEUR,

J'ai fait faire usage de votre *Sirop tonique et stimulant* à Madame B..., de votre ville, affectée d'une suppression du flux menstruel. Elle souffrait depuis trois ans, et suivait le traitement d'un médecin distingué ; les moyens qu'il a mis en usage ne lui procuraient aucun soulagement. Lorsqu'elle me consulta, je lui conseillai de faire usage de votre Sirop. Quoiqu'il ne lui ait pas rétabli ses règles, il a produit un bien général, et a fortifié son tempérament délabré. Je l'ai vue il y a quelque temps ; l'embonpoint est revenu. Je vous avoue que j'ai été surpris du changement que ce remède a opéré chez elle. Je lui ai conseillé d'en faire usage tous les trois mois pendant huit jours.

J'ai l'honneur d'être, etc.

Signé BERLIOZ, D.-M.

Lyon, le 15 mars 1822.

Je pourrais citer encore plusieurs observations des médecins distingués qui font faire usage de mon sirop; mais je me bornerai à donner guelques extraits de mes correspondances, et des certificats des personnes sur lesquelles mon sirop a prodnit des effets remarquables.

MONSIEUR,

Tous les médecins des environs avaient en vain employé toute leur science pour guérir notre servante; mais, grâce à votre Sirop, elle se trouve beaucoup mieux depuis quelques jours; elle a repris l'appétit, et ses vomissemens ont entièrement cessé. Elle fait son ouvrage sans peine et sans souffrance. On peut considérer comme un bonheur pour cette fille que mon épouse ait eu occasion de vous parler de sa maladie, autrement sa vie eût été bientôt terminée. Pour que sa guérison soit complète, il faut qu'elle prenne encore une demi-bouteille de votre Sirop. Veuillez, je vous prie, nous l'envoyer au plutôt.

Votre dévoué, etc.

Signé GALLIOT, ex-Capitaine.

Villebois, le 6 juin 1819.

Je soussigné, certifie qu'une jeune personne de ma maison, agée de dix-huit ans, eut une suppression de ses menstrues, dans le courant de juin 1820. Elle perdit totalement la vue, par suite du reflux des humeurs menstruelles. Outre cette affection, elle souffrait des douleurs très-aiguës dans toutes les parties du corps; elle fut, en peu de temps, réduite à la plus excessive maigreur. Toutes les ressources de l'art de la médecine ont été mises en usage et suivies avec exactitude, sans avoir pu obtenir le moindre soulagement. On nous conseilla de lui faire prendre du *Sirop tonique et stimulant* de M. Milot, pharmacien à Belley. Ce Sirop a produit le plus heureux changement; vingt-cinq jours ont suffi pour rétablir ses règles, lui rendre la vue et lui procurer la meilleure santé, dont elle jouit depuis cette époque.

Signé LACHANAL.

Peyrieux, le 23 octobre 1821.

Vu par Nous Maire de la commune de Peyrieux, pour légalisation de la signature de M. Lachanal.

Signé RUQUET, Maire.

Peyrieux, le 23 octobre 1821.

Je soussigné, certifie avoir eu trois personnes, tant pensionnaires qu'attachées à ma maison, fatiguées de douleurs très-aiguës, par suite de la suppression de leurs règles, occasionnée par divers accidens, dont l'une est restée dans un état continuel de souffrances l'espace de deux ans, l'autre un an et demi, et l'autre un an. Toutes trois ont suivi différens traitemens par ordonnance de médecin et avec la plus grande exactitude, sans avoir jamais pu obtenir le moindre soulagement. Enfin, le médecin leur a fait prendre du *Sirop tonique et stimulant* de M. Milot. L'effet en a été prompt : l'une a été guérie dans l'espace de deux mois, et les deux autres dans un mois et demi. Leurs menstrues ont été parfaitement rétablies, et depuis lors elles jouissent d'une santé parfaite.

> *Signé* Sœur MARIE DE LUYSET, Supérieure de la commune des Religieuses Bernardines de Belley.

Belley, le 9 octobre 1821.

> Vu par Nous Maire de la ville de Belley, pour légalisation de la signature de la sœur Marie de Luyset, supérieure de la communauté des Religieuses Bernardines de Belley.

> Le Baron de VILLENEUVE, Maire de Belley.

Belley, le 10 *novembre* 1821.

MONSIEUR,

Ma fille a été constamment fatiguée, depuis l'âge de quinze ans, d'une maladie qui lui faisait ressentir des douleurs très-aiguës dans la poitrine et dans les reins, et des lassitudes dans les bras et dant les jambes; elle fut en peu de temps réduite à une extrême maigreur, et à une pâleur affreuse. Les médecins qui ont été appelés à des époques différentes, se sont tous accodés a dire que sa maladie ne provenait que de la non-apparution de ses règles, et qu'elle avait des opilations. Leurs ordonnances ont été suivies avec soin, sans que les remèdes aient produit le moindre changement. Elle est arrivée à l'âge de vingt-cinq ans dans cet état continuel de souffrance, lorsqu'on lui conscilla, dans le courant de juin 1821, de faire usage de votre *Sirop tonique et stimulant*. Trente-cinq jours d'usage ont suffi pour faire paraître les règles.

Une fois, seulement, elles restèrent encore trois mois sans reparaître; alors elle reprit l'usage du même sirop : vingt-cinq jours d'usage les ont rétablies parfaitement. Depuis cétte époque, elle a pris de l'embonpoint, les fonctions se font sans peine, elle jouit d'une santé parfaite.

> J'ai l'honneur d'être, etc.

Bovinel, le 16 *mai* 1822.   *Signé* BILLET.

Je soussigné certifie que ma femme', âgée de 40 ans, a éprouvé pendant plus d'un an des douleurs de poitrine, des lassitudes extraordinaires dans les bras, dans les jambes et dans les cuisses ; ne pouvant supporter aucune nourriture, elle fut en peu de temps réduite à une extrême maigreur. Toutes ces affections étaient accompagnées d'une large tumeur sur l'épaule qui lui faisait sentir des douleurs cuisantes.

Les médecins qui ont été appelés pendant cet espace de temps, ont tous dit que la suppression de ses règles était la seule cause de tant de maux : les différens moyens qu'ils conseillèrent ont été suivis avec soin, et ne produisirent aucun soulagement.

Au mois de janvier 1820, on lui conseilla de faire usage du Sirop tonique et stimulant de M. Milot, pharmacien à Belley. Vingt-six jours d'usage de ce Sirop ont suffi pour retablir ses règles, dissiper la tumenr, et lui rendre la santé dont elle jouit depuis cette époque.

> Pour mon père qni ne sait écrire, François CLOCHET.

Belley, le 25 Octobre 1821.

> Vu à la mairie de Belley, pour légalisation de la signature du sieur François Clochet.

> Le Maire de Belley, le Baron de VILLENEUVE.

Belley le 21 novembre 1821.

Il me serait facile de multiplier les témoignages pour prouver encore qu'un grand nombre d'autres personnes ont été guéries, par le moyen de mon sirop, de différentes affections occasionnées par les supressions de leurs lochies (ou règles) soit immédiatement après l'accouchement, soit à l'âge critique. Mais ceux qui précèdent doivent suffire pour démontrer l'efficacité de ce remède.

Imprimerie d'A. HENRY, rue Gît-le-Cœur, n° 8.

9 782019 297121